AF463546

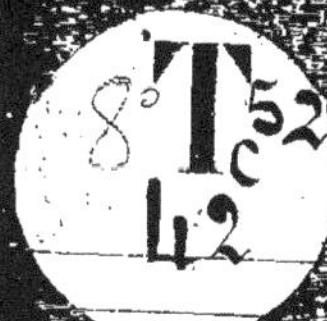
8° T 52 c 42

DES FALSIFICATIONS

DES FARINES;

PAR M. L.-R. LE CANU,

PROFESSEUR TITULAIRE A L'ÉCOLE DE PHARMACIE DE PARIS,
MEMBRE DE L'ACADÉMIE DE MÉDECINE ET DU CONSEIL DE SALUBRITÉ.

Peu de questions méritent autant de fixer l'attention des chimistes, que celles qui se rattachent à l'étude des farines, envisagées sous le point de vue des falsifications dont elles peuvent être l'objet.

Malgré leurs nombreuses recherches et leur incontestable habileté, Galvani en Italie; en Allemagne, Fresenius; en Belgique, M. Martens et tout récemment M. Donny; en France, MM. Barruel, Barse, Boland, Chevallier, Lassaigne, Louyet, Parisot, Robine, Rodriguez, Villain, d'autres encore que j'aurai plus tard aussi le plaisir de nommer, n'ont en effet soulevé qu'un coin du voile sous lequel de coupables manœuvres déjouent parfois la surveillance de l'administration, et bravent même la vindicte des lois. J'ai tâché de le soulever davantage, puissé-je avoir réussi! Le désir sincère d'être utile en me livrant à ces recherches; juste envers ceux qui m'ont servi de guides en ne dissimulant aucun des emprunts que je leur aurai faits, ne m'aura du moins pas fait défaut.

Je m'occuperai d'abord des falsifications par la fécule de pomme de terre et par les semences de légumineuses (haricots, pois, féveroles, lentilles, vesces).

Des falsifications par la fécule de pomme de terre.

L'addition à la farine de blé de la fécule de pomme de terre, n'en altère ni la blancheur, ni la saveur, ni l'odeur; aux sens les plus délicats, les plus exercés, rien qui trahisse sa présence.

Mais la farine ainsi fraudée absorbe moins d'eau que la farine pure, conséquemment, à poids égal, fournit une moindre quantité de pain; mais 25 pour 100 de fécule la rendent impropre à la panification; mais, quelle qu'en soit la proportion, le pain additionné de fécule a perdu de ses propriétés nutritives.

On conçoit qu'elle ne modifie pas sensiblement les propriétés de la farine, dès que l'on réfléchit qu'entre elle et le principe le plus abondant de celle-ci, à savoir l'amidon, existe une complète identité de composition chimique.

Il résulte de cette identité, que la découverte de la fécule dans la farine n'est possible, qu'autant qu'on aurait saisi entre cette substance et l'amidon de blé, des différences physiques, des manières différentes de se comporter avec certains réactifs, appréciables après leurs mélanges, et, s'il était possible, de nature à permettre leur séparation. Des résultats satisfaisants ne sauraient être fournis par la détermination de la diminution proportionnelle que l'addition de la fécule fait subir aux principes constituants des farines autres que l'amidon, spécialement au gluten; ou bien encore à l'azote que l'existence de ce gluten et de l'albumine met au rang de ses éléments. Les causes en sont évidentes : d'une part, la proportion des principes constituants varie à ce point dans les farines, que par exemple, après addition de fécule, certaines, riches en gluten et par suite en azote, contiendraient plus encore de gluten ou d'azote que d'autres exemptes de fécule, mais, par contre, pauvres en gluten.

D'autre part, l'introduction dans les farines de toute substance étrangère non azotée, y diminuerait aussi bien que le ferait la fécule, et la proportion du gluten et la proportion de l'azote.

Les faits connus et mes propres observations, m'ont permis d'établir entre l'amidon et la fécule de pomme de terre, le parallèle suivant :

La fécule est d'un blanc plus parfait, plus éclatant que l'amidon; elle est rude au toucher et l'amidon doux. La première coule à la manière des liquides, tant est grande la mobilité de ses molécules; le second se comporte, à cet égard, à la manière des autres poudres.

A l'œil nu, surtout en les plaçant dans le trajet d'un rayon de soleil, la fécule se montre formée de particules brillantes, qui lui donnent l'aspect d'une agglomération de petits fragments de cristal; l'amidon, formé de particules les unes brillantes, les autres ternes, qui le font ressembler à la neige. Une loupe d'un pouvoir amplifiant très-faible, fait déjà apercevoir dans celle-là des particules manifestement sphériques, laisse indécise la configuration de celui-ci.

Avec un grossissement égal à 100°, les particules de l'une et de l'autre apparaissent globulaires, mais très-différentes de volumes et de formes.

Ce n'est point ici le lieu d'exposer les résultats auxquels leurs belles recherches microscopiques ont conduit Leeuwenhoeck en 1791, M. Raspail en 1820 et M. Payen en 1839; il suffira de dire qu'au microscope simple, amplifiant trois cents fois les objets, la fécule de pomme de terre et l'amidon de blé produisent des images, que représentent assez bien les figures ci-dessous, où l'on s'est uniquement attaché à reproduire le volume et la forme de leurs globules.

Figure 1. — Globules de fécule.

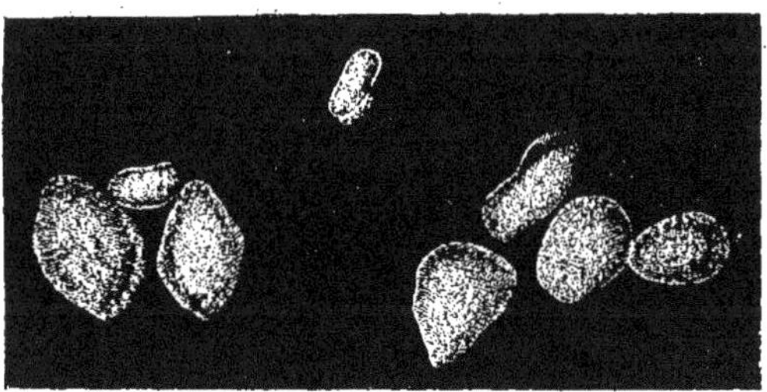

Figure 2. — Globules d'amidon de blé.

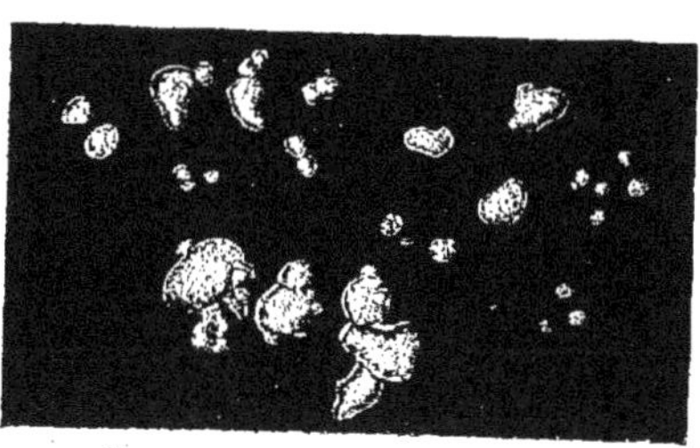

Action de l'eau. — A la température ordinaire, l'eau n'exerce sur les substances qui nous occupent, d'autre effet que de gonfler quelque peu leurs globules. Elle ne les dissout pas, n'acquiert même à leur contact, la faculté de se colorer en bleu par l'iode, qu'autant qu'une cause accidentelle, notamment la trituration, a brisé les enveloppes de ces globules et permis au liquide d'atteindre leurs parties centrales.

On remarque que l'effet a lieu plus difficilement avec l'amidon qu'avec la fécule (Gay-Lussac), ce qui dénote de sa part un plus grand état de cohésion, que du reste, au besoin, achèverait de démontrer sa résistance en général plus grande a l'action des dissolvants.

Après les avoir séparément délayées dans l'eau, si l'on examine au microscope les dépôts successifs qu'elles produisent par le repos, on reconnaît que les premiers sont infiniment plus riches que les derniers en gros globules de fécule ou d'amidon; réciproquement, les derniers plus riches en petits globules que les premiers.

Des opérations suffisamment répétées amènent le départ à peu près complet de leurs molécules, suivant l'ordre de leurs grosseurs relatives, de telle sorte qu'il est facile d'obtenir des masses soit de petits, soit de gros globules d'amidon ou de fécule.

On arrive à des résultats analogues, cependant moins tranchés, en substituant à l'opération indiquée, la malaxation ménagée au travers de tissus diversement serrés. Le calicot ordinaire, notamment, ne laisse guère tamiser que les petits globules de la fécule et retient les gros.

Action des solutions saturées de carbonate de soude et de l'ammoniaque liquide. — La fécule et l'amidon n'éprouvent, à la température ordinaire, aucune altération de la part d'une solution saturée de carbonate de soude, non plus que de celle de l'ammoniaque liquide, et ne s'y dissolvent pas. Après deux heures de contact, on ne remarquait aucun changement dans la forme ou dans le volume de leurs globules. Le liquide au fond duquel ceux-ci s'étaient déposés, ne se colorait pas par l'eau iodée, après neutralisation.

Action des dissolutions de potasse caustique. — Une dissolution de potasse caustique ne contenant qu'une partie d'alcali pour

100 parties d'eau, n'agit pour ainsi dire pas, à la température ordinaire, sur la fécule, sur l'amidon.

Après un contact de plusieurs heures, elle n'avait sensiblement modifié ni le volume ni la forme de leurs globules.

C'est à peine si l'alcool troublait la liqueur filtrée, si l'eau iodée acidulée la colorait.

Seulement on pouvait apercevoir sur quelques-uns des globules de fécule, les traces d'une petite ouverture ordinairement circulaire, parfois cependant en forme de croix, qu'ils ne présentaient pas à l'état sec, non plus qu'après avoir été simplement humectés d'eau, (Hile des micrographes.) Les globules d'amidon n'offraient rien de pareil.

Les dissolutions à 1,50 et à 1,75 de potasse pour 100 d'eau, n'agissent guère plus sur l'amidon que ne le fait la précédente. Les grains de celui-ci, restés opaques et résistants, se séparent, par le repos, du liquide alcalin dont la densité ne paraît pas avoir augmenté, et, portés sous le microscope, ne montrent ni déformation ni gonflement, au contraire, elles agissent sur lafécule.

En quelques minutes, par une température de +15 à +20°C, une partie de fécule et 30 parties, environ, de solution potassique, se prennent en une gelée transparente.

Dès qu'elles contiennent de 3,75 à 4 p. 100 d'alcali, les solutions agissent profondément sur l'une et sur l'autre; en gonflent les globules, les déforment, les convertissent en gelées, et bientôt produisent la rupture de leurs enveloppes.

A chaud, la destruction des globules a lieu rapidement. Même alors, cependant, la dissolution de la matière amylacée est difficilement complète, et conserve une viscosité qui ne lui permet de traverser les filtres qu'étendue de beaucoup d'eau.

Les gelées dont il vient d'être parlé, plus spécialement celles obtenues au moyen de la fécule et des solutions potassiques à 1,50 et à 1,75, lorsqu'on les étend en couches minces à la surface de plaques en verre, laissent apercevoir au microscope : tantôt, des membranes plissées, chagrinées, d'un éclat rappelant celui de la moire; tantôt, des vésicules accolées, simulant assez bien, au premier aspect, des cellules juxtaposées. Si l'on a commencé par les mouiller, sur le verre, d'eau iodée aiguisée d'acide chlorhydrique, ou par les délayer dans cette liqueur acide avant de les étendre à sa surface, on voit directement apparaître, colorées en bleu : ou des membranes en partie déployées, en partie ployées à recouvrement, ou de véritables vessies, suivant que l'altération des globules a été plus ou moins profonde.

On distingue avec une merveilleuse facilité leur état vésiculeux, au moment où le liquide qui les tient en suspension, leur communique un mouvement à la fois de progression et de rotation.

On peut d'ailleurs, en agissant comparativement sur les gros et sur les petits globules de fécule, constater que les vésicules produites sont d'autant plus volumineuses qu'elles proviennent de globules primitivement plus volumineux ; d'où cette conséquence : qu'un très-petit globule de fécule, pourrait donner lieu à une vésicule d'un moindre diamètre que celle d'un gros globule d'amidon.

En général, les vésicules que produit l'amidon sont moins distendues, plus arrondies que celles produites par la fécule. L'affaissement ordinaire de leurs parois les fait souvent ressembler à des disques lenticulaires.

Délaye-t-on ces gelées dans l'alcool ? il se produit des flocons d'un blanc jaunâtre et d'un aspect résinoïde, reproduisant au microscope, après qu'on les a humectés de teinture d'iode, des vésicules ou des membranes, et susceptibles à l'air, par suite de l'évaporation de l'alcool, de reprendre leur transparence première et leur aspect gélatinoïde. On sait que la curieuse observation de la différence d'action exercée par l'eau de potasse à 1,75 pour 100 d'eau sur la fécule et sur l'amidon, appartient à M. Payen.

Elle fournit un moyen de séparer l'amidon de la fécule. Il suffit de délayer le mélange dans la solution alcaline, de prolonger le contact pendant une demi-heure environ, avec le soin d'agiter de temps à autre, d'étendre d'eau afin de rendre plus facile la précipitation des particules en suspension ; d'agiter violemment, afin de produire plus complétement la déchirure des vésicules de fécule ; enfin de laisser reposer un moment et de décanter. L'amidon se retrouve presque tout entier au fond du vase, tandis que la fécule a été convertie en gelée, puis dissoute ou plutôt détruite.

Quand on examine au microscope un pareil mélange d'amidon et de fécule, après en avoir placé quelque peu sur une plaque en verre, l'y avoir délayé, à l'aide d'un tube, dans la solution potassique, avoir laissé tomber sur la couche gélatinoïde qui s'est produite quelques gouttes d'eau iodée acidulée, l'on apercoit distinctement les globules d'amidon dont le volume est demeuré ce qu'il était d'abord, et les vésicules de fécule dont le volume est devenu 5 à 6 fois plus considérable que ne l'était celui des globules qui leur ont donné naissance.

Action de l'acide chlorhydrique. A la température ordinaire, l'acide chlorhydrique du commerce étendu de deux fois, à plus forte raison de plus de deux fois son volume d'eau, n'agit ni sur l'amidon, ni sur la fécule. Non-seulement, après une demi-heure de contact, leurs globules n'avaient subi aucune déformation apparente, mais encore le liquide filtré ne se colorait point par l'addition de l'eau iodée, ne se troublait pas par celle de l'alcool. A cette même température, l'acide chlorhydrique concentré, même l'acide chlorhydrique étendu de son volume ou des deux tiers de son poids d'eau, agissent sur les deux substances, les convertissent en gelées transparentes, incolores, solubles dans une suffisante quantité de véhicule. L'acide concentré semble même alors opérer leur complète transformation en sucre; du moins la solution qui se produit, ne se colore-t-elle pas par l'eau iodée, et ne précipite-t-elle pas par l'alcool. A la température du bain-marie, l'acide chlorhydrique étendu de 50 fois son poids d'eau les dissout encore, quoique lentement, et finit par les convertir en sucre.

Étendu ou concentré, cet acide est un dissolvant de la fécule et de l'amidon, de beaucoup préférable aux liqueurs alcalines.

Observons que si la fécule s'y dissout sans résidu aucun, l'amidon, quelque blanc qu'il soit, y laisse un résidu présentant tous les caractères d'un mélange de son et de tissu cellulaire :

Insoluble dans l'eau à toutes températures et ne formant pas gelée avec elle.
— l'acide chlorhydrique concentré et bouillant.
— l'eau de potasse à 15 pour 100 d'alcali.
— l'alcool aiguisé d'acide chlorhydrique.
— — potassique.

Comme lui aussi, présentant au microscope des bouquets de fibres entrecroisées, des solides généralement prismatiques avec cannelures; les uns incolores et à peu près transparents, les autres jaunâtres et translucides; et çà et là des masses celluleuses à cellules d'ordinaire allongées.

Il résulte de ce qui précède, que la fécule de pomme de terre et l'amidon de blé, dans le volume et la forme de leurs globules, dans leur manière de se comporter avec les réactifs, présentent de notables différences; conséquemment, qu'il est possible de les distinguer l'une de l'autre, de constater leur mélange.

On pourrait, à l'exemple de MM. Gay-Lussac, Boland, Chevalier, Martens, etc., triturer comparativement dans un mortier, en évitant une forte pression, de la farine pure et de la farine suspecte, traiter par l'eau froide les produits de ces triturations, filtrer et ajouter aux liqueurs quelques gouttes d'eau iodée.

La farine additionnée de fécule, communiquerait à l'eau la faculté de bleuir; la farine pure, ne la lui communiquerait pas. Les globules de fécule, plus volumineux et plus tendres, auraient cédé à une pression incapable de briser les globules d'amidon, moins volumineux et plus durs.

On pourrait aussi, suivant l'heureuse application de M. Donny, placer la farine à examiner sur une plaque en verre, l'y délayer dans l'eau de potasse à 1,75, dessécher avec précaution, ajouter de l'eau iodée, et soumettre à l'inspection microscopique.

L'énorme développement qu'auraient acquis les globules de fécule, au milieu des globules d'amidon restés intacts, trahirait vraisemblablement leur présence.

Mais la trituration ne peut inspirer de confiance qu'entre des mains singulièrement exercées, puisqu'il suffirait de comprimer davantage la farine pure que la farine mélangée, pour produire des résultats contraires à ceux qu'aurait produits une expérience bien faite.

D'un autre côté, en faisant directement agir l'eau de potasse sur les farines, la découverte de quelques grains de fécule en quelque sorte perdus au milieu d'une masse considérable d'amidon, de gluten, de son, etc., est d'autant plus difficile, que les globules de fécule, défendus, par les matières qui les enveloppent, du contact de l'alcali, ne se gonflent pas toujours ainsi qu'ils le font à l'état de liberté ; que certains globules d'amidon, sous l'influence de ces matières, et par suite d'un grand développement, fournissent parfois des vésicules susceptibles d'être confondues avec celles de la fécule.

Ces causes d'incertitude disparaissent, lorsque au lieu d'opérer sur les farines elles-mêmes, voire indistinctement sur une portion quelconque de la masse amylacée provenant de leur lavage, on opère sur une portion déterminée de cette masse, et lorsqu'on la soumet à une série convenable d'épreuves.

Déjà un très-habile boulanger de Paris, auquel la Société d'encouragement a décerné une médaille d'or pour ses utiles recherches, M. Boland, avait proposé de séparer le gluten des farines suspectes, de recueillir leurs eaux de lavage dans un vase conique, de les y abandonner au repos pendant environ trois heures, de décanter le liquide surnageant, d'enlever, à l'aide d'une cuiller, la couche supérieure molle et grisâtre, mélange sans cohésion d'amidon, de gluten et d'albumine; de laisser sécher la petite masse consistante tassée au fond du vase, jusqu'à ce quelle fût devenue assez solide pour être enlevée d'un bloc, en la poussant du doigt vers la paroi du verre; de séparer avec le tranchant d'un couteau le sommet du petit pain conique principalement formé de fécule, et de procéder à son examen.

La possibilité que j'ai constatée, un mélange d'amidon de blé et de fécule de pomme de terre étant donné, d'opérer, au moyen de l'eau, le départ à peu près complet des globules de fécule les plus gros, et par cela même les plus capables d'offrir l'ensemble des caractères physiques qui peuvent le mieux caractériser cette substance, m'a conduit à modifier ainsi qu'il va être dit le mode opératoire de M. Boland :

Former avec la farine suspecte et 40 pour 100 de son poids d'eau, une pâte bien liée, bien homogène; la malaxer sous un filet d'eau, pour en séparer le gluten; recueillir les eaux de lavage, les agiter de manière à remettre en suspension la totalité des particules déposées; passer le liquide trouble au travers d'un tamis en soie destiné à retenir les débris de gluten et de son entraînés; le décanter dans un vase conique.

Aussitôt qu'un notable dépôt s'y sera formé, sans attendre

que l'eau qui le surnagera se soit éclaircie, on la décantera, on la mettra en réserve pour l'examiner au besoin, puis, reprenant le dépôt, on le délayera de nouveau dans de nouvelle eau; on laissera reposer une seconde fois, comme la première, pendant un temps seulement suffisant pour qu'une portion des particules remises en suspension ait pu se précipiter; finalement, on répétera à cinq ou six fois ces opérations successives, sur le dépôt de moins en moins considérable. Le dépôt le plus lent à se former, ne contiendra pour ainsi dire que de petits globules d'amidon.

Les dépôts intermédiaires, contiendront de gros globules d'amidon et de petits globules de fécule.

Le dépôt le plus prompt à se former, après avoir d'abord contenu une forte proportion de gros globules de fécule, une faible proportion de petits globules de fécule et de gros globules d'amidon; à la suite des manipulations ci-dessus indiquées, finira par ne plus contenir que de gros globules de fécule.

A l'œil nu, mieux encore à l'œil armé d'une loupe, il présentera l'éclat, le brillant, le grenu des plus belles cassonades de betteraves; au microscope, il laissera distinctement apercevoir des globules semblables, par leurs volumes et par leurs formes à ceux représentés *fig*. 1, page 3.

Au contact de l'eau de potasse à 1 et mieux à 1,25 pour 100 d'eau, sans que d'ailleurs ils paraissent éprouver d'autres altérations, ils montreront pour la plupart, sur un point quelconque de leurs surfaces, une ouverture circulaire d'un très-petit diamètre, parfois remplacée par une petite croix.

Délayés dans un verre de montre avec environ trente fois leur poids d'eau de potasse à 1,75 pour 100, ils donneront naissance à une gelée homogène d'une transparence parfaite, à une véritable glaire que fera disparaître l'addition d'une plus grande quantité de véhicule.

A son tour, cette gelée étendue en couche mince à la surface d'une plaque en verre, puis légèrement imprégnée d'eau iodée aiguisée d'acide chlorhydrique, présentera des vessies colorées en bleu, d'un diamètre égal à cinq ou six fois au moins, celui des globules primitifs.

Deux fois j'ai fait l'expérience en opérant seulement sur 50 grammes de farine contenant 2 pour 100 de fécule, et deux fois la quantité de fécule que j'en ai retirée, m'a permis de la soumettre aux différents essais qui viennent d'être relatés, et qui ne laissaient aucun doute sur sa nature.

Je crois demeurer parfaitement dans le vrai, en disant qu'avec un peu d'habitude, on pourrait retrouver dans les farines de blé, un centième de leur poids de fécule de pomme de terre.

Des falsifications par les semences de légumineuses (haricots, pois, féveroles, lentilles, vesces).

L'addition aux farines de blé des farines de lentilles ou de vesces, en raison de la couleur brune de ces dernières, ne peut guère avoir lieu que pour les farines de blé de qualités inférieures.

Au contraire, les farines de haricots, même de pois dont la teinte vert d'eau se perd aisément au sein d'une masse considérable de matière blanche, de féveroles sous l'influence desquelles la pâte se détache aisément du panneton au moment où on l'enfourne, en même temps que, plus tard, elles communiquent à la croûte supérieure du pain une teinte rougeâtre recherchée de bon nombre de consommateurs, s'associent à toute espèce de farines de blé, sans que leur présence se trahisse aux sens, tant que leur proportion se maintient inférieure à 5 pour 100.

Au delà, la blancheur, l'odeur, la saveur des farines proprement dites, seraient altérées. Celles-ci perdraient la faculté de se pelotonner par la pression de la main, acquerraient celle de fournir des pâtes grasses, douces au toucher et comme savonneuses, parfois même, spécialement avec les haricots, deviendraient impropres à une panification régulière.

On peut réduire aux suivants les procédés imaginés pour découvrir la fraude :

1° Déterminer la proportion de gluten que contiennent les farines douteuses, en les malaxant sous un filet d'eau, après les avoir amenées à l'état de pâte.

Les semences de légumineuses ne renfermant pas de gluten,

leur addition aura diminué la proportion de celui que renferment les farines de blé.

2° Décomposer par la chaleur, dans une cornue suivie d'un ballon condensateur, une portion de farine suspecte.

Les farines pures fourniront un produit neutre aux réactifs colorés ; les farines additionnées de légumineuses, un produit ammoniacal (Rodriguez).

3° Exposer la farine d'abord à l'action des vapeurs d'acide azotique, puis à celle de l'ammoniaque.

La farine pure prendra une teinte jaune uniforme ; la farine additionnée de féveroles ou de vesces, une teinte jaune, marquée de points rouges correspondant aux particules étrangères interposées (Donny).

4° Examiner au microscope la farine à l'avance délayée, sur une lame en verre, avec une dissolution de potasse à 10 pour 100.

L'alcali déterminera la destruction des globules d'amidon, et mettra à nu les débris d'un tissu cellulaire réticulé, à mailles hexagonales, pour peu qu'il y ait eu addition de légumineuse (Donny).

5° Faire macérer la farine dans deux fois son volume d'eau, à la température de 25 à 30° ; recueillir le macéré, le filtrer et l'essayer par l'acide acétique ajouté goutte à goutte.

Si l'on a opéré sur un mélange, la liqueur se troublera par suite de la précipitation du principe particulier aux semences de légumineuses que M. Braconnot y a découvert, et nommé légumine (Martens).

Le premier de ces procédés, pour les motifs exposés en traitant de la sophistication des farines par la fécule, ne saurait fournir des résultats véritablement satisfaisants, alors même que, pour se mettre à l'abri des causes d'erreur résultant de la propriété signalée par Galvany dans les semences de légumineuses, de faire perdre au gluten des céréales son liant, son élasticité, au point de le rendre susceptible de traverser les tissus dans lesquels s'opéreraient les lavages, on déterminerait la proportion du gluten autrement que par l'ancien procédé.

Tout au plus pourrait-on trouver un indice de la présence des légumineuses, dans la disparition plus ou moins complète du gluten, ou pour mieux dire, dans sa présence à l'état d'extrême division, au milieu des produits qui auraient traversé le tissu.

Le second, soulève des objections telles, qu'il serait impossible d'asseoir un jugement définitif sur ses résultats.

En effet, même en admettant que les farines ordinaires de bonne qualité fournissent constamment, à la distillation, des produits neutres, par suite de l'équilibre qui s'établit entre les quantités d'acide et les quantités d'ammoniaque développées; les farines de légumineuses, des produits ammoniacaux, par suite de la prédominance du principe azoté; il est évident que telle farine de blé pure, remarquablement riche en gluten, pourrait fournir des produits alcalins; tandis que telle autre, additionnée d'une petite quantité de semences de légumineuses, mais pauvre en gluten, en fournirait de neutres.

En tous cas, l'alcalinité des produits ne signalerait autre chose que la présence d'une matière capable de donner naissance à un excès d'ammoniaque, sans préciser celle de la légumine et, par suite, celle des semences de légumineuses.

Quant à la coloration rouge que développent les féveroles et les vesces, sous la double influence de l'acide azotique et de l'ammoniaque, bien qu'on puisse rationnellement supposer, que d'autres matières pourraient produire des effets analogues, elle n'en fournit pas moins de très-précieuses indications. Malheureusement elle n'a lieu ni pour les haricots, ni pour les pois, ni pour les lentilles.

Les caractères tirés de la présence, dans toutes les légumineuses, d'un tissu cellulaire de conformation particulière, surtout d'un principe immédiat spécial, la légumine, ont une tout autre valeur. Mais il ne faut pas perdre de vue, que la présence dans les farines de blé d'un tissu cellulaire analogue à celui signalé par M. Donny dans les légumineuses, exposerait à de graves erreurs des experts auxquels manquerait une grande habitude.

Il suffit pour s'en convaincre, de délayer comparativement, sur des plaques en verre, quelque peu de farine de légumineuse et quelque peu de farine de blé, soit dans une solution de potasse caustique à 10 pour 100, soit dans l'acide chlor hydrique étendu de son volume d'eau, et d'examiner au microscope le résidu des deux dissolutions.

On reconnaît de suite, que si le tissu cellulaire des légumineuses présente, sur quelques points, la disposition réticulée si bien décrite par M. Donny, et dont je reproduis ici la figure; sur le plus grand nombre, cette disposition a disparu et fait place à des solides de formes et de configurations extrêmement variées, qu'une très-grande habitude, je le répète, pourrait seule faire distinguer des débris analogues des céréales, signalés page 7. D'un autre côté, en ce qui concerne la légumine, il est à regretter que M. Martens, et après lui M. Donny, aient cru pouvoir se contenter d'essayer par l'acide acétique les eaux de lavage des farines, et de constater le fait essentiellement secondaire de leur précipitation ou de leur non-précipitation.

Figure 3.

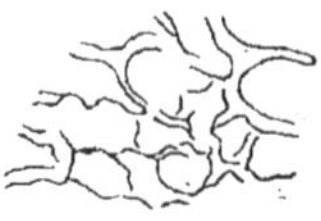

Non-seulement, ainsi que le fait judicieusement remarquer M. Bussy, dans son rapport sur l'important travail de M. Donny, il serait possible que des réactions plus ou moins inconnues, rendissent solubles dans l'eau et précipitables par l'acide acétique, le gluten et les autres matières azotées des céréales; mais encore il arrive : et que les dissolutions de légumine, lorsqu'elles sont très-étendues, cessent de précipiter par l'acide acétique; et que des matières amylacées autres que les semences de légumineuses, telles que le maïs et le sarrasin, communiquent à l'eau la faculté de précipiter par cet acide.

Les résultats auxquels conduit la marche expérimentale ci-après indiquée, me semblent présenter un degré de certitude que ne présentaient pas ceux obtenus jusqu'ici.

La farine, convenablement formée en pâte, sera enveloppée d'un tissu en linge et malaxée sous un filet d'eau, sans négliger, comme indice, de tenir compte de l'odeur de semences de légumineuses, de l'aspect gras que la pâte pourrait présenter, de l'état savonneux qu'offriraient ses eaux de lavage, du peu d'éclat, de ténacité, de plasticité du résidu glutineux. On recueillera les eaux de lavage, on les agitera pour remettre en suspension les molécules qui se seraient déposées, on les passera au travers d'un tamis en soie, afin de retenir les débris de gluten, on les partagera en deux portions.

L'une, sera abandonnée à elle-même à une température de $+18°$ C à $+20°$ C., pour essayer de lui faire éprouver la fermentation putride qu'éprouvent, dans ces conditions, les eaux de lavage des légumineuses ; tandis que celles des farines privées de gluten, n'éprouvant que la fermentation lactique, ne dégagent que l'odeur du lait aigri.

L'autre, sera étendue d'eau, s'il en est besoin, de manière à rendre plus tard sa filtration possible, et à faciliter la précipitation des particules en suspension, puis abandonnée au repos. Quand le départ se sera complété, on décantera afin d'obtenir séparément : d'une part, le liquide que je désignerai par la lettre A ; d'autre part, le dépôt qu'à son tour je désignerai par la lettre B.

Le liquide A sera filtré et concentré avec précaution, jusqu'au moment où l'on verra se former à sa surface une pellicule jaunâtre, translucide. A cette époque, on laissera refroidir, on filtrera de nouveau pour séparer les quelques flocons d'albumine coagulée que donnent toutes les farines, puis on y versera, goutte à goutte, un très-léger excès d'acide acétique. Pour peu qu'il contienne de la légumine, il s'y produira un dépôt blanc, floconneux, lequel recueilli et lavé à l'eau pure, jusqu'à ce que celle-ci sorte neutre au tournesol, présentera les caractères suivants :

Au microscope, il apparaît sous forme de lamelles à bords échancrés, comme, au reste, la plupart des précipités organiques ;

Il est sans couleur, sans odeur, sans saveur ;

Par la dessiccation, il acquiert la dureté et la translucidité de la corne ;

L'eau iodée ne le colore pas ;

L'eau froide et l'eau bouillante ne le dissolvent pas, et ne lui communiquent pas l'état gélatineux ;

L'alcool ne le dissout également pas ;

L'eau de potasse et l'ammoniaque liquide le dissolvent, au contraire, très-aisément, et ses dissolutions sont précipitées par les acides chlorhydrique, azotique, acétique, voire par les acides oxalique et citrique, contrairement à ce qu'avait annoncé M. Braconnot.

Après avoir subi l'action prolongée de l'eau bouillante, cette matière a perdu sa solubilité dans l'ammoniaque, ainsi que cela a lieu pour l'albumine dont les analogies avec elle sont si nombreuses.

Le dépôt B, à l'exemple du liquide A, sera partagé en deux portions très-inégales. Dans la moins considérable, on recherchera, au microscope, le tissu réticulé des légumineuses, après l'avoir délayée, en évitant le plus possible de déchirer ce tissu, sur des plaques en verre :

Avec de l'eau ordinaire ;

Avec de l'eau iodée qui, colorant en bleu les globules d'amidon, laissera incolore le tissu qui les enveloppe à la manière d'un réseau ;

Avec de l'eau de potasse à 10 pour 100,

Avec de l'acide chlorhydrique étendu de son volume d'eau, qui le débarrasseront de l'amidon.

Ou bien encore, après l'avoir traitée, dans des verres de montre, par des quantités d'eau de potasse ou d'acide étendu, suffisantes pour dissoudre complétement les globules d'amidon, on portera sous le microscope les résidus devenus translucides et comme gélatinoïdes.

La plus considérable sera, à plusieurs reprises, mise en suspension dans l'eau, puis abandonnée au repos, le temps seulement nécessaire pour que les globules d'amidon les plus volumineux se soient précipités de préférence. Enfin, traitée ainsi que nous avons recommandé de le faire, lorsqu'il s'agissait d'amener le départ des globules de fécule, mélangés aux globules d'amidon de blé; et ce sera de même la portion la plus rapide à se déposer, par conséquent la plus riche en gros

---

(1) La grande solubilité de la légumine dans l'ammoniaque, que l'on sait ne pas attaquer l'amidon à la température ordinaire, permet de l'extraire avec facilité de la farine de haricots, de pois etc. Il suffit de traiter ces farines par l'ammoniaque liquide, de filtrer les liqueurs après les avoir étendues d'eau, si leur viscosité les empêche de traverser rapidement les filtres en papier, de verser dans les liqueurs filtrées un léger excès d'acide acétique, de recueillir le précipité de légumine, de le laver à l'eau distillée, et de le sécher au bain-marie.

globules, que l'on soumettra, à son tour, à l'examen microscopique.

Il sera très-facile d'y reconnaître les globules de légumineuses.

Leur forme et leur volume les rapprochent singulièrement, en effet, des globules de fécule, ainsi qu'on en peut juger par l'inspection de la figure ci-dessous, n° 4.

Figure 4.

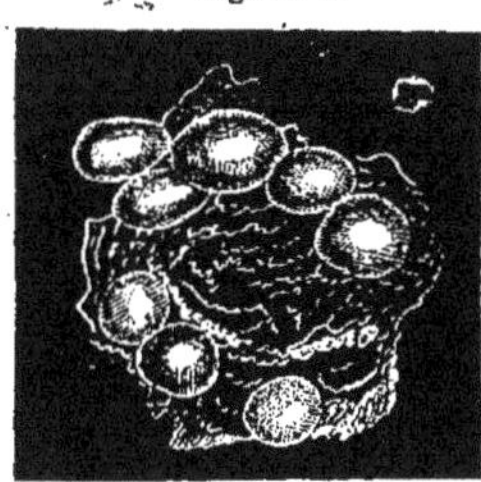

Figure 5.

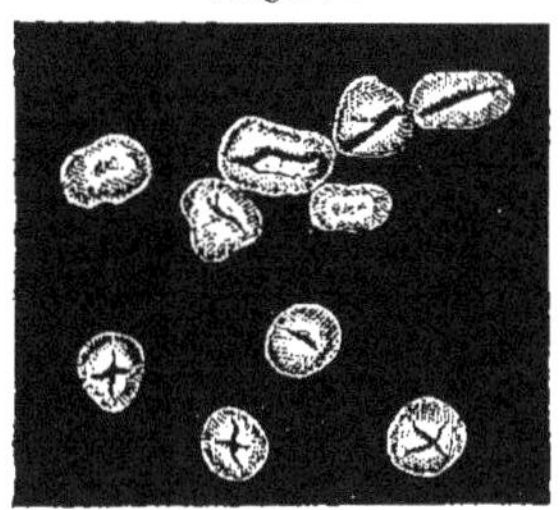

Chose bien digne de remarque, lorsqu'on les étudie imprégnés d'eau, ils laissent, pour la plupart, apercevoir : tantôt une simple fente longitudinale dirigée dans le sens de leur grand axe, tantôt une double fente se croisant de manière à produire une sorte d'étoile, dans l'un et l'autre cas susceptible de se fermer et de disparaître par la dessiccation, pour se rouvrir et reparaître par l'humectation, sans que d'ailleurs le contact de l'eau iodée, de l'acide chlorhydrique étendu, de l'eau de potasse faible, mettent obstacle à la manifestation de ce singulier phénomène. (Voir fig. 5, ci-dessus.)

Les particules qui restent le plus longtemps suspendues dans l'eau, sont principalement, au contraire, des débris de tissu cellulaire ; en sorte que c'est là surtout que l'on a chance de rencontrer celui qui proviendrait des légumineuses.

Que si, dans une farine suspecte, on a constaté la présence :

Du tissu cellulaire réticulé à mailles hexagonales.	que renferment les semences de légumineuses et qu'on ne retrouve pas dans le blé.
Des globules à cicatrice linéaire ou cruciale.	
Celle surtout de la légumine. . . .	

On pourra, ce me semble, avec certitude, conclure à l'existence d'une ou de plusieurs légumineuses.

Et comme, d'après M. Donny, les haricots, les pois et les lentilles ne communiquent pas aux farines la faculté de se colorer sous l'influence successive de l'acide azotique et de l'ammoniaque, ainsi que le font les féveroles et les vesces ; comme aussi, d'après mes observations, le résidu cellulaire du traitement au bain-marie, par l'acide chlorhydrique étendu de trois ou quatre fois son volume d'eau, est incolore s'il provient des farines de blé, de haricots, de pois ; fortement coloré en rouge lie de vin, s'il provient des féveroles, des vesces, des lentilles ; au besoin, on pourrait reconnaître si la fraude s'est faite au moyen des haricots ou des pois, des féveroles ou des vesces, ou encore des lentilles. Je dois ajouter que l'existence des fentes simples ou doubles dont il a été parlé, ne saurait suffire à caractériser les globules d'amidon des semences de légumineuses. Déjà, en effet, je les ai retrouvées sur les globules du seigle, pour lequel elles deviendront un caractère d'autant plus précieux, qu'on n'a guère, jusqu'à ce jour, saisi entre la farine de seigle et la farine de blé, d'autres différences que celles qui résultent de l'odeur, de la saveur particulière du premier, de l'absence de plasticité, de la couleur brune, de la moindre proportion du gluten qu'il contient.

Le procédé que je viens d'indiquer, permettra de retrouver dans les farines de blé, une très-minime quantité de farine de légumineuse.

PARIS. — IMPRIMÉ PAR E. THUNOT ET Cᴱ,
Successeurs de Fain et Thunot, rue Racine, 26

www.ingramcontent.com/pod-product-compliance
Ingram Content Group UK Ltd.
Pitfield, Milton Keynes, MK11 3LW, UK
UKHW012309240726
13966UKWH00004B/1745